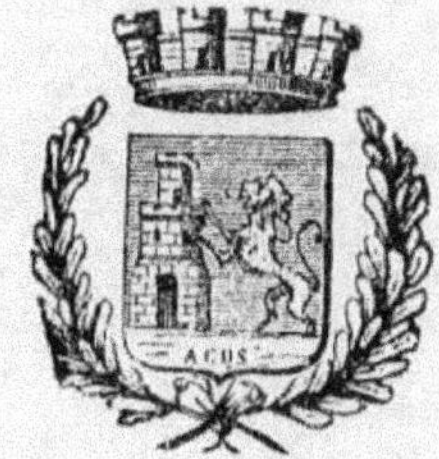

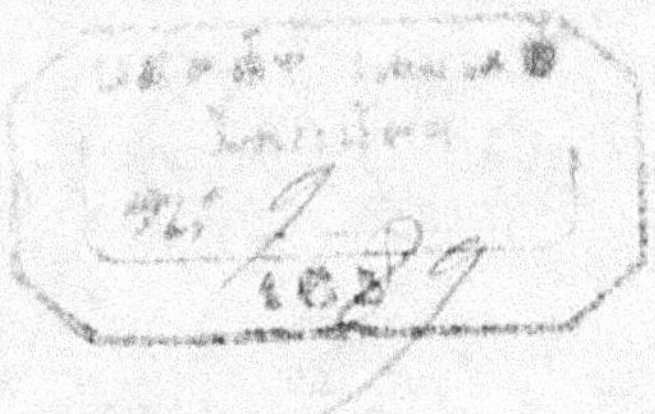

VILLE DE DAX (Landes)

MÉMOIRE

SUR LES

EAUX THERMO-MINÉRALES

Les Boues Minéro-Végétales

LES EAUX SALÉES & LES EAUX-MÈRES

PRÉSENTÉ PAR

LE CORPS MÉDICAL

DE DAX

DAX

IMPRIMERIE TYPOGRAPHIQUE ET LITHOGRAPHIQUE HAZAEL LABÈQUE,

Rues Neuve et Saint-Vincent.

—

1889

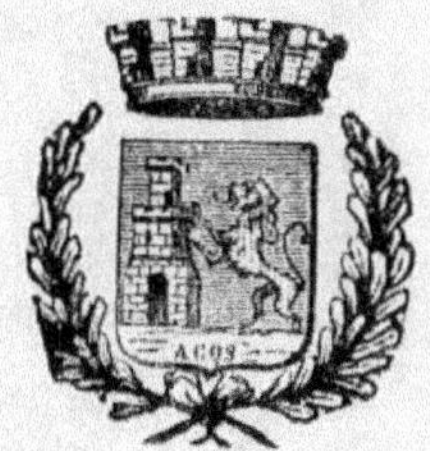

VILLE DE DAX (Landes)

MÉMOIRE

SUR LES

EAUX THERMO-MINÉRALES

Les Boues Minéro-Végétales

LES EAUX SALÉES & LES EAUX-MÈRES

PRÉSENTÉ PAR

LE CORPS MÉDICAL

DE DAX

DAX

IMPRIMERIE TYPOGRAPHIQUE ET LITHOGRAPHIQUE HAZAEL LABÈQUE,

Rues Neuve et Saint-Vincent.

1889

STATION
Thermo-Minérale et Hivernale
DE DAX

AVANT-PROPOS

La ville de Dax est très anciennement connue ; elle a joué un rôle important, sous la domination Romaine dans les Gaules et au moyen âge.

L'esprit des conquérants ayant été le même de tout temps, les Romains s'empressèrent de substituer au nom d'Aquæ Tarbellicæ que portait la ville de Dax, lors de leur entrée sur le territoire Gaulois, celui d'Aquæ Augustæ, dans un but probable d'autonomie et pour mieux vraisemblablement s'assimiler leur conquête. Ils firent de Dax une place forte, entourée de remparts très élevés, et dont les murs, d'une épaisseur remarquable, étaient entrecoupés, de distance en distance, et à intervalles égaux, sur toute leur enceinte, de tours rondes ou demi-lunes.

De très beaux vestiges de ces fortifications romaines ont pu être conservés ; ils ont été transformés en une magnifique Promenade publique à l'entrée de la Ville.

Sans remonter plus avant dans le passé, et sans parler de ce que fut Dax dans la Novempopulanie, sous les Tarbelli et lors de la domination Romaine, nous nous contenterons de dire ici que Dax, capitale des Landes, avant 1789, est aujourd'hui un Chef-lieu d'arrondissement.

La Ville est bâtie sur la rive gauche de l'Adour et sa population est d'environ 10,500 âmes.

Dax se trouve sur la ligne du chemin de fer de Bordeaux à Bayonne et à Pau, c'est-à-dire sur le chemin de l'Espagne et des Pyrénées.

La douceur et l'uniformité de son climat, ainsi que la supériorité de ses *eaux thermo-minérales*, de ses *boues minéro-végétales*, et des *eaux-mères* de ses Salines suffisent pour établir sa valeur et son importance médicales incontestables et incontestées.

Climat

La ville de Dax est située au milieu à peu près (sans toutefois en être à égale distance), de trois stations hivernales importantes, et qui, depuis longtemps déjà, jouissent d'une grande notoriété : nous avons nommé Pau, Biarritz et Arcachon.

Comme elle est moins rapprochée des Pyrénées que Pau, son climat hivernal en éprouve une heureuse influence et ne fait qu'y gagner ; et, plus éloignée de l'Océan qu'Arcachon et que Biarritz surtout, elle est à l'abri des coups de vent du sud-ouest, parfois si violents dans les tempêtes du golfe de Gascogne, car ils sont atténués et affaiblis par la barrière que leur oppose en les tamisant, pour ainsi dire, l'épais rideau de pins maritimes qui sépare Dax de la mer, sur une profondeur de 35 kilomètres environ.

D'autre part, au Nord, la rive droite de l'Adour étant recouverte aussi en grande partie de forêts de chênes séculaires et de pins maritimes qui forment autour de Dax comme une demi-ceinture, ou une sorte de croissant, notre station se trouve également abritée contre les froides et glaciales haleines des vents du nord et du nord-est.

Les vents du sud, tempérant leurs nuisibles ardeurs, en se rafraîchissant au contact des neiges et des glaciers des Pyrénées, et ne restant plus dès lors imprégnés que d'une douce et agréable chaleur, arrivent à Dax débarrassés de ces vapeurs brûlantes qui jettent si souvent une profonde perturbation dans tout l'organisme, par la dépression qu'elles exercent.

Enfin les vents d'est acolytes ordinaires du beau temps, sont en général à Dax frais et très modérés, et il existe parfois un calme extraordinaire de l'atmosphère dans toute la région.

La température hivernale de Dax, situé pourtant plus au nord que Pau, est de 2° 1/2 plus élevée que celle de cette ville. La moyenne est de 8° à 9°. C'est, à peu de chose près, la température d'Hyères.

Quant à la journée médicale, c'est-à-dire de onze heures à trois heures, la température y est rarement au-dessous de 12°. Cette différence thermométrique et cette élévation de température tiennent à deux raisons :

1° A l'éloignement des Pyrénées, toujours couvertes de neige, pendant tout l'hiver, d'un côté ;

2° Et d'un autre côté, à l'échauffement continuel du sol et par conséquent de l'atmosphère de Dax, et de ses environs, dans un rayon de quelques kilomètres, par les infiltrations considérables et continuelles des sources chaudes qui s'y font jour.

La neige et la glace sont presqu'inconnues à Dax. Les pluies, sans y être par trop fréquentes, y sont assez rarement continues.

Les épidémies sont aussi d'une rareté exceptionnelle dans notre station, au moins dans l'intérieur de la ville. Il faut l'intervention d'une influence générale et grandement généralisée ou, en d'autres termes, une maladie qui sévisse épidémiquement dans toute la région du sud-ouest et même dans un rayon plus étendu pour que Dax ressente les atteintes de la contagion.

Et encore dans ces cas particuliers, notre localité n'est-elle, pour ainsi dire, qu'effleurée du bout de l'aile par l'épidémie !

Cette rareté des épidémies à Dax est attribuée au renouvellement incessant d'air qui a lieu à la surface de la Fontaine-Chaude et des autres sources thermales qui font, en quelque sorte, comme l'office d'autant de cheminées d'appel.

Par la succession non interrompue de couches d'air, qui, réchauffées par elles, s'élèvent pour faire place à de nouvelles couches venant se réchauffer pour s'élever à leur tour et successivement, il y a, en effet, dans la zone de toutes ses sources thermales, dont le sol de notre station et celui des environs est criblé, comme autant de moulinets qui opèrent une ventilation continuelle dans l'atmosphère de Dax et de sa banlieue.

Les émanations délétères sont ainsi chassées au loin du périmètre de la ville et de ses environs en temps de contagion.

Des lecteurs incrédules hésiteront peut-être à accepter cette explication ; elle n'est cependant que l'expression d'une vérité qui ressort clairement des données les plus élémentaires de la physique.

Quoiqu'il en soit, le fait du peu de fréquence des épidémies à Dax est un fait que nous affirmons une fois de plus. Nous en trouvons d'ailleurs la preuve dans les rapports des divers médecins des épidémies de l'arrondissement de Dax, dont il est fort facile de retrouver la trace dans les archives départementales.

La ville de Dax et ses environs sont encore bien plus

indemnes de maladies endémiques que de maladies épidémiques, et ce n'est pas peu dire, après ce qui précède.

Nous mentionnerons ici à ce sujet, *et à dessein*, le jour défavorable sous lequel certains détracteurs de notre station ont cherché à la représenter, et le discrédit dont ils ont essayé de l'entourer, en insinuant que la fièvre intermittente y régnait à l'état endémique.

A cela nous répondrons : la fièvre intermittente a exercé, il est vrai, à une certaine époque, ses ravages dans la contrée landaise ; mais ces temps sont actuellement bien loin de nous. Depuis de longues années déjà, l'amélioration des conditions hygiéniques dans les Landes a fait justice de cet état endémique, qui n'est plus aujourd'hui dans nos contrées qu'un souvenir d'antan. L'auteur de ce mémoire a démontré lui-même cette vérité, avec preuves statistiques à l'appui, dans une brochure spéciale ayant pour titre « *De l'amélioration des conditions hygiéniques dans les Landes, depuis leur assainissement,* » brochure qui a eu les honneurs de l'insertion dans le recueil des publications de l'association française pour l'avancement de sciences de l'année 1873, où l'on peut la trouver toute au long. Cette amélioration a consisté, en effet, dans l'ouverture de la voie ferrée répandant autour d'elle une somme de bien-être jusqu'alors inconnue dans nos contrées, dans l'assainissement des steppes landaises, par l'écoulement de leurs eaux, le dessèchement de leurs marais, et les innombrables plantations de pins maritimes, dont leur sol fut alors recouvert.

Elle a eu pour résultat de bannir à tout jamais de Dax et de ses environs la fièvre intermittente, à l'état endémique, grâce à la diffusion du bien-être, première et principale condition de résistance et partant de santé, et grâce aussi à la suppression des marais, sources des émanations miasmatiques et aux nombreuses plantations de pins maritimes.

Ces derniers, embaumant l'air ambiant de leurs parfums balsamiques et térébenthinés, l'assainirent complètement, en opérant par leur vie aérienne l'entière désagrégation des miasmes ou des effluves paludéens passés aujourd'hui dans toute notre contrée à l'état de véritables mythes.

La diminution considérable de la vente du sulfate de quinine dans les diverses pharmacies de Dax et de la région et le témoignage non intéressé des nombreux étrangers qui, depuis plusieurs années, fréquentent assidûment notre station sans avoir à s'y défendre contre la moindre atteinte endémique, sont d'ailleurs des preuves suffisamment convaincantes, croyons-nous, de la vérité de cette assertion.

Pour nous résumer, nous dirons donc : la situation topographique de Dax ; l'absence ou tout au moins la grande rareté de variations brusques dans son atmosphère, comme celles que l'on remarque dans certaines stations, où un soleil d'Italie a souvent pour lendemain le brouillard épais des bords de la Tamise ; l'équilibre à peu près constant de température qui règne dans la nôtre où les changements de temps, au lieu d'être l'occasion de convulsions atmosphériques, ont presque toujours pour traits-d'union de douces transitions ; la façon, dont Dax est garanti contre la bise glaciale du nord et contre les vents du nord-est et du sud-ouest par le vaste écran que lui forme, en quelque sorte, la large zone de pins maritimes qui, en l'entourant à chacun de ses points cardinaux, en atténue si puissamment l'action ; les émanations balsamiques et térébenthinées de ces mêmes pins ; la douce et supportable chaleur des vents du sud n'arrivant à Dax que tempérés, délivrés qu'ils sont des malsains et énervants effluves du Simoun et du Sirocco par le rafraîchissement qu'ils subissent au contact des neiges et des glaciers Pyrénéens ; la tiède et salutaire humidité due à l'évaporation se produisant sans cesse à la surface des sources thermales, condition propre à la station, et si avantageuse pour les phthisiques dont l'éréthisme est poussé trop loin, et enfin la rareté des épidémies et l'absence complète des endémies, sont des conditions plus que suffisantes pour établir *la parfaite salubrité du climat de Dax, et son caractère essentiellement sédatif.*

Notons de plus, à l'actif de notre station, une particularité importante pour elle et qui lui est, pour ainsi dire, spéciale. Tandis, en effet, que la plupart des stations balnéaires sont inaccessibles aux malades, en dehors d'une époque déterminée (et en général du mois de juin au mois de septembre), *celle de Dax leur est facilement accessible en toute saison de l'année.*

Aussi nos lecteurs comprendront-ils aisément que nous appelions et que nous cherchions à fixer leur attention d'une façon toute particulière *sur ce point essentiel de l'accessibilité de Dax, en tout temps,* qui est en quelque sorte comme la caractéristique de notre station en dehors des nombreuses prérogatives dont elle jouit par ailleurs.

Quel avantage inestimable, en effet, et quelle précieuse ressource, — il y a plus, — quelle inappréciable consolation pour les malheureux malades qui attendent impatiemment durant tout l'hiver le retour des beaux jours pour entreprendre un traitement ou continuer celui qu'ils avaient commencé déjà lorsqu'ils apprendront, *qu'on trouve à Dax en toute saison,* non seulement *des eaux, des boues, et des eaux-mères souveraines,* mais encore *et surtout des établissements dont les portes leur sont ouvertes depuis le jour de l'an jusqu'à la Saint-Sylvestre, sans interruption !*

Ces avantages, spéciaux à la station de Dax, permettent en effet aux nombreux malades, qui en sont tributaires, tels que les rhumatisants, les goutteux et les phthisiques auxquels leur état d'éréthisme doit interdire le séjour dans les climats trop secs du sud-est, de venir en tout temps de l'année, y entreprendre une cure à l'époque et au moment qui entrent le mieux dans leurs convenances. Et combien y a-t-il de stations qui leur offrent une pareille ressource et qui la leur offrent surtout dans d'aussi excellentes conditions climatériques et thérapeutiques, tout à la fois ?

Eaux Thermo-Minérales Hyperthermales

Ces eaux émergent à Dax de plusieurs sources qui sont réparties sur un espace d'environ 1200 mètres.

Elles alimentent les divers établissements thermaux de la ville et se déversent toutes dans l'Adour.

Ces sources sont :

1° La Fontaine Chaude ou source de Néhe ;
2° Le groupe du Port ;
3° Le Bastion ;
4° La source Ste-Marguerite ;
5° Le Roth ;
6° Le trou des Pauvres ;
7° Le Pavillon ;
8° Le groupe du Manège ;
9° La source Séris ;
10° La source Saint-Pierre.

1° *Fontaine Chaude ou Source de Néhe*. — C'est la plus importante de toutes les sources de la station ; celle qui fait à juste titre l'orgueil des Dacquois et qu'on a surnommée, non sans raison, une des merveilles du Midi de la France.

C'est à la Fontaine Chaude ou source de Néhe que la ville de Dax doit son nom, celui *d'Aquæ Tarbellicæ* qu'elle portait avant la conquête Romaine.

Sous la domination Romaine, la Fontaine Chaude ne formait qu'une vaste flaque, qu'un marais bouillonnant ; mais l'efficacité incontestable de ses eaux et de ses boues lui avait fait une réputation qui s'étendait fort loin et y attirait de nombreux malades.

La chronique raconte que l'empereur Auguste y conduisit sa fille Julia malade et que celle-ci y recouvra la santé ; d'où, s'il faut en croire une tradition, le nom de *Julia*, donné à l'une des portes des Remparts servant autrefois d'enceinte à la ville de Dax.

Pour établir des fondements solides sur ce sol marécageux, les Romains y coulèrent d'abord des couches successives de béton, et ils rétrécirent ainsi graduellement la circonférence du marais de façon à ne plus laisser que l'œil de la source à découvert.

L'eau arrive quasi-bouillante au milieu de ce vaste réservoir de 343 mètres de pourtour, entouré d'un mur et d'une grille en fer.

Sur la façade principale s'élève un portique d'ordre Toscan, constitué par trois arcades entre les piliers desquelles se trouvent, dans le bas, neuf robinets qui débitent environ 1.800.000 litres d'eau en 24 heures.

Cette eau a une température de 64° centigrades. Elle alimente divers établissements de bains situés autour d'elle.

2° Le *groupe du Port*. — Température 58°, débit 300,000 litres par 24 heures. Il est formé de quelques sources bien captées, mais non utilisées par les établissements thermaux.

3° Le *Bastion*. — Temp. 60°, débit 4 à 500,000 litres par jour.

4° La *Source Ste-Marguerite*. — Non étudiée.

5° Le *Roth*. — Non étudiée et non captée qui alimente le grand bassin du même nom.

6° Le *Trou des Pauvres* qui alimente un bassin à boues sur la Promenade des Baignots, rive gauche de l'Adour.

Le Bastion, la source Ste-Marguerite, le Roth et le Trou des Pauvres appartiennent à l'Etablissement des Grands Thermes.

7° Le *Pavillon*. — Temp. 61°, débit de 50 à 70,000 litres par jour.

8° Le *Groupe du Manège*. - Temp. 61°, débit 100,000 litres par jour.

Le Pavillon et le groupe du Manège appartiennent à l'Etablissement des Baignots.

9° La *Source Séris*. — Temp. 60°, débit 150,000 litres par jour. Elle appartient à M. Séris qui l'exploite dans l'établissement du même nom.

10° La *Source St-Pierre* constituée par quelques griffons non captés qui viennent sourdre aux pieds des Remparts. Elle alimente l'établissement du même nom et appartient aux dames Lauquet, qui l'exploitent elles-mêmes.

Enfin un très grand nombre de sources adouriennes jaillissent dans le lit même du fleuve.

Les eaux de Dax sont *hyperthermales-sulfatées-calciques et chlorurées-sodiques faibles*.

Elles ont toutes à peu près les mêmes caractères, la même composition chimique et la même température, surtout quand elles sont prises aux griffons de la source, ainsi que l'a démontré, le premier, l'honorable M. Hector Serres, ex-pharmacien à Dax et chimiste distingué.

Qu'il nous soit permis en passant, et puisque son nom tombe sous notre plume, de payer un juste tribut d'éloges et de reconnaissance à cet ancien maire de la ville de Dax, de l'avenir thermal de laquelle il s'est montré de tout temps si soucieux, et de laquelle il a si bien mérité !

C'est justice, en effet, tandis que nous traçons l'exposé de la station de Dax de rappeler ici, à l'honneur de M. H. Serres, que ce sont ses recherches et ses études chimiques incessantes et approfondies, sur les eaux et les boues de Dax, les relations scientifiques étendues qu'il a su se créer en vue de favoriser l'expansion de nos richesses thermales, et sa persévérante initiative personnelle surtout, qui ont marqué, les premières, la renaissance balnéaire du vieux Dax-Thermal, pour ainsi dire, endormi depuis de longues années dans la double ornière de l'oubli et de la désuétude.

Aussi le nom de cet infatigable pionnier de la science, doublé d'un homme de bien, est-il désormais inséparable de celui de la station de Dax, et saluons-nous en lui, comme il le mérite, le véritable instigateur de sa Rénovation Thermale !

Cela dit et cet hommage rendu à la vérité, en même temps que cet acte de justice accompli, nous donnons ci-après, l'analyse des eaux de Dax par M. Hector Serres.

ANALYSE DE M. HECTOR SERRES

	Acide carbonique..........	5, 00
Gaz en solution	Oxygène.................	3, 40
	Azote....................	11, 30
	Total................	20, 70

Eau (un Litre)

Sulfate de chaux	0 gr. 35921
de magnésie	0, 16893
de soude	0, 04506
de potasse	Traces
Chlorure de sodium	0, 30077
Carbonate de chaux	0, 09151
de magnésie	0, 01558
de fer	Traces
de manganèse	Traces
Silicate de chaux	0, 04318
Phosphate de chaux	
Iode	Traces sensibles
bromure	
Matières organiques	

Cette analyse de **M. H. Serres** a été complétée depuis par **M. Landry**, pharmacien à Dax, qui disposant de moyens d'investigation plus complets et plus perfectionnés, comme **M. H. Serres** le reconnaît lui-même, a signalé le premier dans l'eau thermo-minérale de Dax la présence de traces de lithine et de fluor, et par **M. Filhol** qui depuis les études de **M. Landry**, y a trouvé en outre des deux nouveaux éléments indiqués par ce dernier des traces de baryte, de strontiane, de cuivre, d'arsenic et d'antimoine !

En sus des eaux thermo-minérales on exploite encore à Dax dans les divers établissements où on les transporte, les eaux sulfureuses de Gamarde, les eaux sulfureuses et bitumineuses de St-Boës et les eaux chlorurées-sodiques de Pouillon, de Tercis et de Saint-Pandelon qui se trouvent dans la contrée.

Boues Minéro - Végétales

Indépendamment de cette richesse de ses eaux thermo-minérales, la station de Dax se recommande encore d'une façon toute particulière, et nous dirons même *spéciale*, par *ses boues minéro-végétales*.

Ces boues qu'on ne retrouve en effet nulle part ailleurs *avec les mêmes caractères* et *la même composition*, ni en France, ni à l'étranger, constituent une espèce à part et en quelque sorte *unique* dans l'histoire des boues médicinales. Car, tandis que les boues les plus célèbres d'Europe, telles que celles de Saint-Amand en France et de Frenszensbad en Allemagne, ont besoin d'être réchauffées avant de pouvoir être utilisées à raison de leur température peu élevée, les boues de Dax au contraire sont tout naturellement et constamment chauffées par les courants d'eau chaude, qui les traversent continuellement.

C'est surtout à ces boues que Dax doit, pour la plus grande part, son antique et incontestable renommée thermale si bien accréditée par les Romains eux-mêmes.

Le premier des deux éléments de cette boue minérovégétale, qui en est aussi le plus considérable, est formé, depuis des siècles, par les dépôts limoneux de l'Adour, dans les débordements de ce fleuve qui sont assez fréquents.

Le second résulte de la décomposition des conferves qui naissent, vivent et meurent dans l'eau thermale.

Partout où le limon de l'Adour qui n'est, tout d'abord, qu'une simple vase, se trouve en contact, après une inondation de ce fleuve, avec l'eau chaude et sulfatée des sources thermales, il se produit des boues médicinales qui sont la résultante d'une action complexe, — à la fois physique et chimique.

Pour qu'elles se produisent, il faut que le limon de l'Adour subisse en présence de la lumière l'action des sources thermales. Sous cette double influence de la lumière et de la chaleur, il survient rapidement une abondante végétation de conferves et d'algues, appartenant à divers genres et parmi lesquelles on remarque surtout des oscillariées.

Comme tou'e matière organique, les végétaux opèrent la réduction du sulfate de chaux et mettent en liberté une petite quantité de soufre combiné à l'hydrogène ; mais cette quantité est faible. Le véritable effet des algues et des conferves est de donner, pour ainsi dire, la vie au limon purement minéral, et de le transformer en une véritable tourbe vivante, onctueuse et noirâtre, dans laquelle les propriétés émollientes s'ajoutent aux propriétés minérales de l'eau elle-même, et c'est là ce qui explique l'utilité et l'efficacité des boues de Dax, en applications locales.

D'après M. le Docteur Garrigou (*Congrès scientifique de Dax 1882, p. 230*), « ces boues présentent plusieurs agents « thérapeutiques réunis.

« 1° Par elle-même, la boue est un véritable cataplasme.

« 2° Ce cataplasme est chauffé par l'eau minérale.

« 3° Il renferme des substances minérales actives.

« 4° La substance des algues mortes dans la boue, « constitue un agent gélatineux et organique utile comme « émollient.

« 5° Les algues vivantes dont l'abondance peut devenir « énorme dans les boues mises en culture régulière, « constituent un émollient animé. »

On peut voir par ce qui précède que ce n'est pas sans raison que nous avons dit ci-dessus que les boues de Dax constituaient une espèce à part et qu'on peut, à juste titre, qualifier d'unique dans l'histoire des boues médicinales.

Par leur composition chimique les boues de Dax *sont essentiellement originales* et doivent leur activité et leur action si efficace et si puissante à la thermalité de l'eau qui les vivifie, en même temps qu'à la minéralisation et à la matière organique qu'elles contiennent.

Elles sont douces, onctueuses, et en quelque sorte mucilagineuses au toucher ; semi fluides dans leurs couches supérieures, un peu plus compactes dans le fond, elles se laissent facilement pénétrer. Elles n'adhèrent que peu à la peau. Elles ont une odeur *sui generis*, qui rappelle un peu celle de l'acide sulfhydrique.

Eaux Chlorurées Sodiques

On utilise encore à Dax, en bains chlorurés-sodiques dans les divers établissements de la station, *les eaux-mères* résultant de l'exploitation du riche gisement de sel gemme qui a été découvert, il y a quelques années, dans l'intérieur même de la ville, ce qui, en augmentant la notoriété de notre station, a ajouté une importance considérable aux modes de traitement qui déjà y étaient en honneur.

Ces eaux-mères sont absolument semblables à celles dont s'enorgueillissent à juste titre certaines stations et notamment Salins-du-Jura et Salies-de-Béarn, *bromo-iodurées* comme elles ; et, tandis qu'à Salies par exemple on exploite l'eau salée, l'usine de Dax emploie le sel gemme lui-même, dont les gisements gigantesques et qui donnent de 7 à 800.000 tonnes de sel par an assurent de pouvoir disposer d'énormes quantités d'eaux-mères. Les résultats thérapeutiques obtenus à Dax par ces bains salins ou chlorurés sodiques *sont exactement et identiquement les mêmes que ceux que l'on obtient à Salies.*

Etablissements

Les précieuses ressources thérapeutiques que nous

venons d'exposer, en les énumérant et en en donnant la description, sont exploitées à Dax par plusieurs Etablissements.

Mais il n'existe à vrai dire, dans notre station, que cinq installations balnéaires, plus ou moins complètes et plus ou moins confortables les unes que les autres et qui sont :

1° Les Thermes ;
2° Les Baignots ;
3° Les Thermes Romains ;
4° Les Bains Séris ;
5° Les Bains St-Pierre.

Indépendamment de ces cinq établissements principaux on en trouve encore à Dax, au voisinage de la Fontaine-Chaude, et s'alimentant sur la nappe thermale, cinq autres qui sont :

1° Les Bains Lavigne ou Galin ;
2° Les Bains Auguste César ;
3° Les Bains Lacouture ;
4° Les Bains Sarrailh ;
5° Les Bains Minéraux.

Mode d'emploi des eaux et des boues de Dax. — Leur action physiologique et leurs indications thérapeutiques.

Action Physiologique

EAUX

Usage interne. — Prises à l'intérieur à une température de 30° à 35° centigrades et à petite dose, les eaux de Dax déterminent une légère excitation du côté des voies digestives et principalement de l'estomac.

Prises à une dose plus élevée, c'est-à-dire de 5 à 8 verres par jour, elles agissent sur les voies rénales en augmentant la sécrétion de l'urine, dans laquelle on constate bien vite *une élimination assez abondante de produits uratés.*

A ce point de vue si important, nous pouvons affirmer *une grande similitude entre Dax et Capvern,* et l'on comprend dès lors aisément quel concours précieux nos eaux apportent aux traitements employés contre les manifestations multiples de la Diathèse Rhumatismale.

Aussi est-il d'usage de prescrire l'eau de Dax en boisson dans toutes les affections des viscères (reins, estomac, foie) où les alcalins sont ordinairement indiqués.

Nos eaux modifient en outre promptement *les affections catarrhales de la vessie,* et facilitent parfois tellement l'élimination des graviers (cause ordinaire des coliques néphrétiques) qu'il est assez commun de voir ces concrétions calcaires, expulsées sans la moindre douleur, soit pendant la cure thermale, soit après.

De plus, les propriétés de nos eaux peuvent encore être utilisées à l'intérieur contre les affections des voies aériennes, sous deux formes différentes :

1° Sous forme gazeuse en inhalations de vapeurs des sources ;

2° Sous forme de pulvérisations, par divers appareils..

Usage externe. — C'est surtout et principalement à l'extérieur que les eaux minérales de Dax sont employées sous forme de bains et de douches de toute sorte, ou bien encore à l'état de vapeurs naturelles, sous forme d'étuves générales ou partielles, ou de bains de caisse simples ou térébenthinés.

Les effets, on le comprend, sont toujours subordonnés à la température et à la durée de l'application.

Très franchement sédatives dans un bain à 34° centigrades et de la durée de 30 à 40 minutes, elles deviennent *résolutives* et même *révulsives*, quand on les administre à une température plus élevée en un bain ou en une douche de quelques minutes.

Malgré leur faible minéralisation apparente, les eaux thermo-minérales de Dax, sont cependant légèrement excitantes ; elles réveillent souvent en effet, au début d'un traitement, les douleurs internes ou externes disparues depuis longtemps déjà, et augmentent quelquefois à tel point l'acuité de celles qui existent que bien des malades inquiets de cette recrudescence hésiteraient (quoiqu'elle leur ait été annoncée d'avance) à continuer leur traitement à Dax, si on ne les rassurait, sur les suites et sur la durée, en général très courte, de cette exacerbation.

Lorsque celle-ci se produit, elle est, d'ordinaire, un signe de pronostic favorable.

Les eaux de Dax déterminent parfois aussi, une excitation des fonctions cutanées assez vive, pour amener la production d'éruptions vésiculaires généralisées ou localisées à la partie malade.

Boues. — Administrées soit en *bains généraux*, soit en *applications locales*, les boues minéro-végétales de Dax sont plus excitantes que les bains minéraux, et un fait assez remarquable à noter, c'est que les malades peuvent supporter dans la boue, sans malaise réel, des températures à peu près intolérables dans un bain ordinaire.

On a recours *aux applications locales de boue*, dans le cas où l'on ne juge pas devoir rechercher une excitation générale, dans ceux où la pusillanimité ou un trop grand névrosisme du malade mettent obstacle à l'administration du bain de boue général, et dans ceux enfin où le siège de l'affection ne permet pas de l'employer, comme, par exemple, dans le rhumatisme musculaire du cou ou des épaules.

———————

Les effets immédiats des bains thermo-minéraux et des bains de boue sont dûs, d'une part, au degré de calorique, et de l'autre à l'action topique des boues.

On remarque à la sortie du bain une rubéfaction sur les pa....s immergées, une surélévation de la température axillaire, une accélération du pouls, et une sudation plus ou moins abondante sans que jamais ces phénomènes, bien que très accusés, arrivent à jeter la moindre perturbation ou le moindre trouble dans les conditions physiologiques ordinaires de l'organisme.

Les effets consécutifs consistent dans des signes plus marqués d'excitation générale ; c'est ainsi que la soif et l'appétit augmentent et que la peau devient le siège de sueurs de bonne nature. La fatigue ressentie les premiers jours est très vite remplacée par une sensation de bien-être et de forces insolites.

L'exercice musculaire et le jeu des fonctions articulaires sont rendus plus faciles.

Indications Thérapeutiques

Rhumatismes. — Le traitement du Rhumatisme, cette expression morbide étant prise dans son sens le plus large, constitue la base de la Clinique de Dax.

De temps immémorial, en effet, les boues minéro-végétales de la station ont été spécialement employées par le vulgaire contre la manifestation rhumatismale, quelle qu'en soit la nature : *articulaire* ou *musculaire* ; quelle qu'en soit la forme : *sub-aigüe* ou *chronique*.

Le rhumatisme est essentiellement justiciable des eaux et des boues de Dax. Dans les cas de *rhumatisme articulaire ou musculaire simple*, les douches, les bains minéraux, les bains de boue de 40° à 46° centigrades, les étuves, produisent d'excellents résultats.

S'il est nécessaire d'agir plus profondément sur l'organisme en vue d'attaquer la *chronicité de l'affection*, les bains de boue à haute température, suivis de douches chaudes, froides, ou écossaises, et les applications locales de boue, sont employés avec le plus grand succès.

Le traitement par les eaux et les boues de Dax convient encore au *rhumatisme nerveux*, l'une des formes les plus opiniâtres de la manifestation rhumatismale, à la condition de n'en user qu'avec une extrême modération, sur les sujets névropathes, chez lesquels le rhumatisme a de la tendance à revêtir les caractères de mobilité et d'excitabilité propres aux névroses et de n'administrer les eaux que sous la forme la plus simple en bains à température moyenne et d'assez longue durée.

Le Rhumatisme Noueux dont il est si difficile de retrouver la véritable cause pathogénique, mais que l'on constate presque toujours sur des sujets lymphatiques ou scrofuleux usés par le travail ou la misère, ou soumis d'une façon trop continue à l'impression du froid humide, et qui se rencontre le plus généralement chez la femme — principalement à l'âge de la ménopause —, est presque toujours amélioré par l'emploi des bains de boue. Cette amélioration porte alors non seulement sur les manifestations locales mais encore sur l'état général.

Quant aux conséquences de la maladie rhumatismale *dans l'hydarthrose*, les bains de boue et surtout leurs applications locales, suivies de douches chaudes sont spécialement efficaces.

On en obtient encore d'excellents effets dans les

arthrites anciennes, dans les *vieilles entorses* et dans le but d'obtenir le rétablissement progressif des mouvements articulaires dont la gêne reconnaît pour cause des lésions de tissus, telles que *épaississements, engorgements* et *rétractions musculaires*.

Peu à peu, en effet, sous l'influence de l'énergique stimulation imprimée aux fonctions de la peau, la résorption des épanchements fibrineux se fait régulièrement, les muscles reprennent leur vitalité et le jeu des organes articulaires compromis, se rétablit.

Les *parésies*, les *paralysies rhumatismales*, les *paraplégies* surtout, sont avantageusement modifiées par les eaux et les boues de Dax.

Les eaux et les boues de Dax sont encore expérimentalement indiquées, alors que le *rhumatisme goutteux et la goutte* se présentent à l'état chronique, et qu'ils ont déterminé cet état cachectique à forme anémique spéciale que l'on nomme l'*atonie digestive* et qui entraîne, comme inéluctable conséquence, l'atonie générale.

Alors et sous l'influence des bains de boue et des douches toniques et stimulantes, l'on voit les digestions s'améliorer, la nutrition affaiblie se réveiller, l'économie languissante sortir de sa torpeur morbide, et enfin la vie physique et morale, se parfaitement rétablir.

Quant au traitement *des manifestations internes de la maladie rhumatismale*, qui se traduisent le plus souvent par de la *gastralgie* de l'*entéralgie,* ou de la *cystalgie*, les eaux et les boues de Dax produisent aussi, dans ces diverses occurrences, d'excellents résultats ; mais encore faut-il alors que le traitement soit à la fois interne et externe.

Notons ici, contrairement à une doctrine qui a fait son temps, que *les affections cardiaques* ne sont pas dans la plupart des cas, une contr'indication formelle à l'emploi des eaux et des boues hyperthermales de Dax.

Pour en finir enfin avec les manifestations de la diathèse rhumatismale et l'action avantageuse que les eaux et les boues de Dax ont sur elles, nous ajouterons que lorsque le *lymphatisme*, la *scrofule* et *l'anémie* viennent leur imprimer leurs redoutables stigmates, les *eaux-mères de nos salines* associées dans des proportions variables à nos eaux thermo-minérales, sont d'un puissant secours et d'une incontestable et constante efficacité.

Névralgies. — Après le rhumatisme dans toutes ses manifestations si variées, et si nombreuses, les névralgies rhumatismales ou essentielles et plus spécialement les névralgies qui occupent les grands plexus et les principaux troncs nerveux (*lombaire*, *sciatique*, *intercostal*) sont les affections qui se trouvent le mieux et qui retirent la plus grande somme de bénéfice de l'usage des eaux et des boues de la station de Dax

Mais c'est principalement dans les *névralgies sciatiques chroniques* et partant rebelles que nos eaux et nos boues sont parfaitement et particulièrement indiquées. Dans la plupart des cas, pour ne pas dire toujours, les malades atteints de cette redoutable et cruelle affection, si douloureuse et empreinte surtout d'un si grand caractère de ténacité, obtiennent à Dax et y obtiennent promptement une amélioration considérable, quand ce n'est pas la guérison complète.

Ne venant presque toujours à Dax qu'après avoir employé inutilement les traitements les plus rationnels et les plus sérieux et souvent même aussi (comme nous en avons connu) qu'après avoir demandé, en vain, du soulagement à toutes les stations thermales et minérales de France et de l'étranger, ces malheureux sont tout surpris du résultat rapidement obtenu par nos eaux et par nos boues.

Aussi pouvons-nous dire avec juste raison et même avec orgueil pour notre station que, de même que la *bronchite chronique est le triomphe des Eaux-Bonnes*, de même *la sciatique chronique est le triomphe des eaux et des boues de Dax !*

Névroses. — Nos eaux qui, comme nous l'avons dit ci-dessus, sont essentiellement sédatives, peuvent encore être employées avec le plus grand avantage dans les *Névroses*.

L'*hystérie* et la *chorée* dans leurs formes simples ou même dans leurs formes anormales, sont très heureusement modifiées par l'emploi de nos eaux.

Il en est de même de la *névropathie simple* ou s'accompagnant d'*hypocondrie*, avec ou sans troubles de la sensibilité générale ou locale, ou de la motilité.

Dans ces cas, les bains minéraux, les piscines tempérées ou froides, les douches à eau minérale également tempérées ou froides, donnent de très bons résultats.

Dans les cas où la *névropathie* est liée à l'*anémie*, à la *chlorose* ou au *lymphatisme*, *nos eaux-mères*, toujours associées aux eaux thermales dans des proportions variables, sont utilisées avec le plus grand profit ; elles viennent ajouter leur action soit *altérante*, soit *reconstituante* à l'action sédative de nos eaux sulfatées-calciques.

Affections utérines. — Dans les affections utérines accompagnées de phénomènes inflammatoires, les eaux de Dax sont particulièrement recommandées par des spécialistes distingués, tels que *MM. les Drs Gallard, Desnos, de Sinety, Dujardin-Beaumetz*, au même titre que Néris, Plombières et Luxeuil.

D'autre part, dans les cas où une excitation tonique générale est nécessaire, comme lorsque l'affection se lie à un état chlorotique ou lymphatique, nos eaux-mères, toujours mélangées à l'eau thermo-minérale dans des conditions lentement et sagement progressives, donnent aussi les meilleurs résultats.

Dermatoses. — Les dermatoses, et surtout celles à forme sèche, sont également combattues très efficacement par nos eaux hyperthermales.

Maladies chirurgicales. — Parmi les affections chirurgicales qui retirent la plus grande somme d'amélioration de nos eaux, de nos boues et de nos eaux-mères, il faut principalement citer *les affections tuberculeuses des os, les ostéites chroniques, les adénites strumeuses, les tumeurs blanches, les blessures de plaies par armes à feu simples, ou par armes de guerre,* et les conséquences multiples de ces blessures telles que les *accidents névralgiques* si fréquents dans la région qui les environne, *les engorgements qui persistent autour des fractures ou des luxations, les raideurs articulaires, et les atonies musculaires* qui sont la conséquence d'immobilisations ou de compressions trop prolongées dans des appareils.

Tous ces divers états morbides sont on ne peut plus avantageusement modifiés, quand ils ne sont pas entièrement guéris par notre traitement thermo-minéral.

Affections de la poitrine et de la gorge. — Ce que nous avons dit dans le court exposé qui précède de la station thermo-minérale de Dax suffit pour faire ressortir son importance et les avantages qu'elle offre *comme station hivernale* non seulement aux rhumatisants, aux goutteux et aux névropathes, mais encore à raison de la douceur et de l'uniformité de son climat *à tous les malades dont la poïtrine et la gorge reclament l'habitation dans un climat sédatif.*

C'est ainsi que les phthisiques dont l'état d'éréthisme ne peut supporter les climats trop secs du sud-est trouveront à Dax, outre les émanations balsamiques et térébenthinées des pins maritimes, dont la ville est pour ainsi dire entourée, les bienfaisants effets d'une atmosphère particulière et particulièrement appropriée à leur état. Ajoutons, puisque nous sommes sur ce chapitre, qu'ils y trouveront aussi la ressource si souvent utile et avantageuse pour eux, des *pulvérisations* et du *humage* sur les griffons même des sources thermo-minérales.

Nous ne saurions mieux faire afin de bien mettre en lumière les précieux avantages qu'offre Dax, comme station hivernale aux malheureux phthisiques, que de citer, à ce propos, l'opinion du *Dr Ferrand*, le savant médecin de l'hôpital Laënnec, car elle est de nature à faire autorité, en raison de la compétence notoire et tout-à-fait spéciale de cet éminent praticien, eu égard aux maladies des voies respiratoires !

« Une question assez délicate à juger, dit-il, est celle du « séjour dans le Midi pendant l'hiver.

« L'intérêt qu'il y a pour un sujet en imminence de « phthisie à éviter les accidents respiratoires, explique « suffisamment l'avantage qu'il y a pour lui à passer l'hiver « dans une température constante et dans une atmosphère « lui permettant un exercice quotidien, enfin dans un « milieu doux et aéré.

« Les stations préférables, en ce cas, sont celles que « l'on peut appeler stations moyennes ou tempérées. C'est « à DAX, à Menton et à Alger que ces sujets passeront « l'hiver avec le plus de profit. »

Dans la phthisie aigüe, tous les médecins savent quelle importance prend la *diète respiratoire,* et combien les malades doivent éviter avec soin, les climats secs et brûlants qui excitent les organes respiratoires déjà trop surmenés par le mal.

Aussi devra-t-on suivant l'avis du médecin de l'hôpital Laënnec, rechercher en pareil cas, les milieux chauds et légèrement humides.

« L'hiver, dit-il, sera passé avec avantage par les malades « de cette catégorie, dans une station du Midi, telle que « Pau, DAX, Madère, Pise, de préférence aux villes de La « Rivière, de Gênes et même d'Alger. »

Le célèbre spécialiste conseille même, dans le cas précité, la création à l'aide de pulvérisations d'une atmosphère artificiellement humide dans la chambre des malades atteints de phthisie aigüe, quand le temps est quelque peu trop sec.

Or à Dax, la nature maintient constamment un état hygrométrique élevé, grâce aux vapeurs de la Fontaine Chaude et des autres sources, vapeurs qui se répandent sur la ville, dont l'air se trouve dès lors en quelque sorte saturé.

Pour les *scrofuleux excitables nerveux ou sanguins,* le docteur Ferrand recommande les eaux arsénicales.

« DAX, dit-il, peut être rapproché de ces dernières, « quoique ses eaux ne soient guère arsénicales. *Les eaux* « *de DAX sont chaudes, elles conviennent aux scrofuleux* « *pâles et mous, mais irritables* et dès lors susceptibles « d'éréthisme nerveux et vasculaire. »

Dans la phthisie scrofuleuse avec lésions étendues, ramollissements multiples, fièvre, diarrhée, cachexie, les malades, ajoute le savant praticien, doivent être soustraits aux accidents de la température.

« Un séjour dans le Midi, dit-il à cet endroit, ne sera
« utile que si le malade peut s'y installer confortablement
« et pour longtemps dans une station, où il sera autant
« que possible à l'abri des accidents de température. »

Pau, DAX, Menton seront alors les stations à choisir.

Ces assertions du docteur Ferrand nous semblent assez
concluantes en faveur des avantages qu'offre notre station comme *Station hivernale de premier ordre*.

Elles nous paraissent être à juste titre la meilleure
preuve, la preuve la plus indubitable qu'on en puisse
donner, et ce serait certainement affaiblir le dire de ce
savant maître et risquer d'en atténuer la portée, que
d'insister pour soutenir cette thèse, sur un point qu'il a
si bien établi lui-même.

Conclusion

Grâce à ses merveilleuses ressources, autant dire à
ses richesses hydrologiques, à la douceur et à l'uniformité
de son climat essentiellement sédatif, la station de Dax
offre, comme station balnéaire et hivernale, aux *Rhumatisants*, aux *Goutteux*, aux *Névropathes*, aux *Phthisiques*,
dont l'état d'éréthisme doit faire redouter les climats
trop secs du sud-est et même *aux sujets Lymphatiques
et Scrofuleux*, à raison de l'action si efficace de ses
Eaux-Mères, des avantages qui sont de nature à éveiller
leur attention, à l'attirer sur elle d'une façon toute particulière, et surtout à fixer leur préférence.

Ils ne trouveront, en effet, nulle part ailleurs, et sous
un climat privilégié comme le nôtre, une somme de
ressources thérapeutiques aussi considérables que celle
que l'on trouve à Dax, où *le groupement des eaux
thermo-minérales, des boues minéro-végétales, et des
eaux-mères, dans une seule et même station permet par*

sa variété de répondre, à la fois, à de multiples indications.

Pour se rendre un compte bien exact de l'importance particulière que donne à la station de Dax *cette trinité hydrologique dans un seul et même lieu*, et surtout pour en bien apprécier la portée, il suffit de se représenter un moment par la pensée, *trois membres d'une même famille* atteints *de trois affections différentes, rhumatisme, tuberculose et scrofules* par exemple (hypothèse qui d'ailleurs n'est que trop souvent empreinte d'un profond caractère de réalité, du moins pour ce qui a trait aux deux dernières de ces maladies), et d'admettre pour un instant aussi *que ces trois malades* ou tout au moins *deux d'entr'eux*, aient besoin d'aller entreprendre en même temps, et à la même époque, une cure thermale.

Poser cette question, c'est la résoudre, et nos lecteurs ont déjà entrevu, sans nul doute, *l'avantage important et exceptionnel dont jouit, à peu près uniquement*, la station de Dax, avantage qu'on n'a peut-être point mis suffisamment en relief jusqu'à ce jour, car il lui est tout à fait spécial entre toutes les stations balnéaires.

Quelle précieuse ressource, en effet, pour les différents membres d'une même famille, atteints d'affections différentes, qu'une station, dont le séjour tout en lui offrant, réunis en elle, les divers éléments de guérison, ou tout au moins, d'allègement de leurs maux, leur permet de concilier avec l'économie dans la dépense l'agrément de ne se point séparer, en quittant pour un temps plus ou moins long, le foyer domestique !

Pour terminer la tâche que nous avons entreprise nous ferons remarquer que la vie animale à Dax est peu coûteuse, que toutes les denrées d'alimentation y sont de première qualité et très abondantes.

Nous observerons aussi que les malades y trouveront

de vastes établissements, dont les aménagements luxueux et confortables ou la simplicité sont accessibles à toutes les situations de fortune et à toutes les bourses ; et que, s'il entre mieux dans leurs convenances de ne point y loger, ils auront à proximité des Bains des installations confortables, dans des conditions également accessibles à toutes les situations sociales.

Nous ajouterons enfin que de riantes promenades, parfaitement complantées, de nombreux délassements de toutes sortes, tels que concerts, fréquentes courses aux taureaux, font de Dax une des plus agréables, des plus utiles et des plus salutaires des stations balnéaires et hivernales de France !

Dax, 10 Mars, 1889.

Le Corps Médical :

Dr BOURRETÈRE,   Dr DELMAS,

Dr LABATUT,   Dr LARAUZA,

Dr LAVIELLE père,   Dr LAVIELLE fils,

Dr MORA,   Dr Camille RAILLARD,

Dr B. de SANDFORT,

Dr Emile RAILLARD (de Dax), rapporteur.

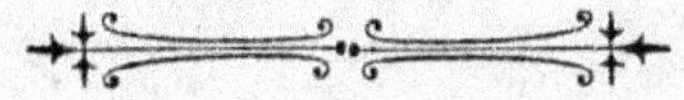

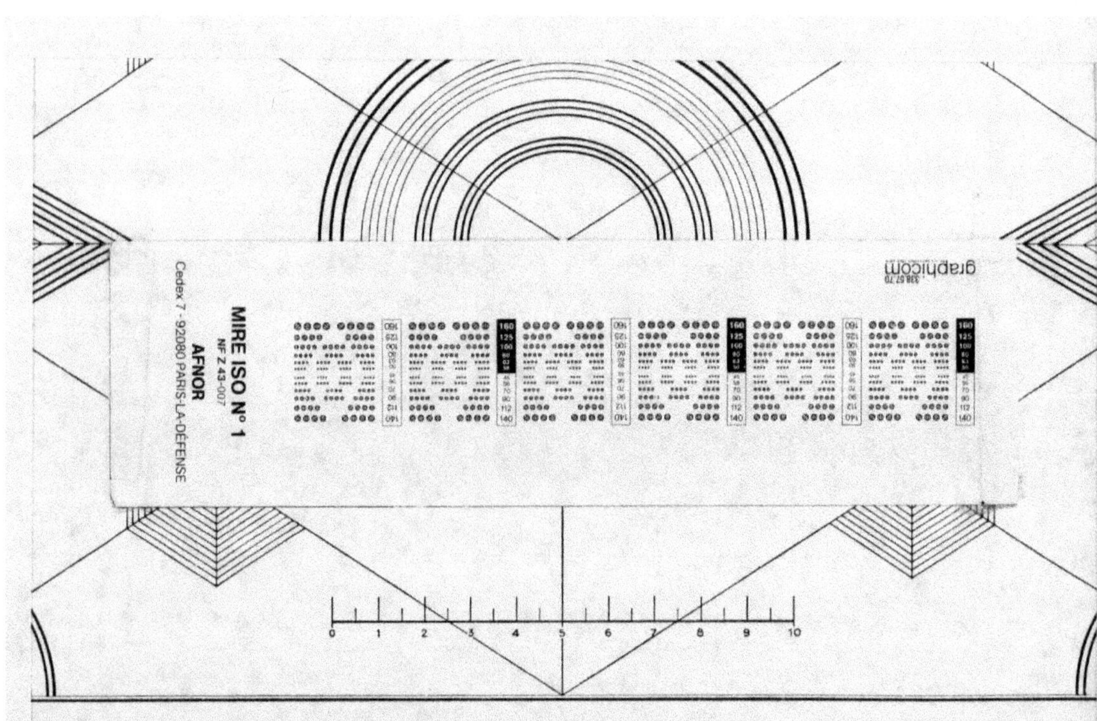

SERVICE PHOTOGRAPHIQUE